这本书属于超级无敌可爱的小朋友

图书在版编目（CIP）数据

食物中的好朋友 / 许雅君著 . —北京 : 化学工业出
版社，2022.4
（给孩子的食物魔法书）
ISBN 978-7-122-40828-0

Ⅰ . ①食… Ⅱ . ①许… Ⅲ . ①营养卫生 – 儿童读物
Ⅳ . ① R153.2-49

中国版本图书馆 CIP 数据核字 (2022) 第 028367 号

责任编辑：杨晓璐　杨骏翼　　　　　　　内文绘图：虫创纪文化　陈文婷
责任校对：宋　玮　　　　　　　　　　　装帧设计：逗号张文化

出版发行：化学工业出版社 (北京市东城区青年湖南街 13 号 邮政编码 100011)
印　　装：北京瑞禾彩色印刷有限公司
889mm×1194mm　1/20　印张 1¾　字数 8 千字　插页 1　2022 年 5 月北京第 1 版第 1 次印刷

购书咨询：010-64518888　　　　　　　　售后服务：010-64518899
网　　址：http://www.cip.com.cn
凡购买本书，如有缺损质量问题，本社销售中心负责调换。

定　　价：19.80 元

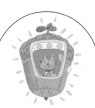

给孩子的食物魔法书

食物中的好朋友

北京大学教授 许雅君 / 著

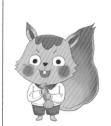

松鼠小精灵

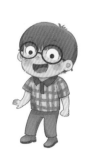

奇奇
（4 岁半）

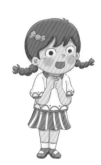

小美
（5 岁）

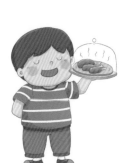

吉吉
（5 岁）

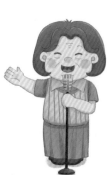

园长奶奶
（55 岁）

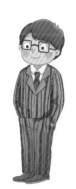

奇奇爸爸
（33 岁）

化学工业出版社

·北京·

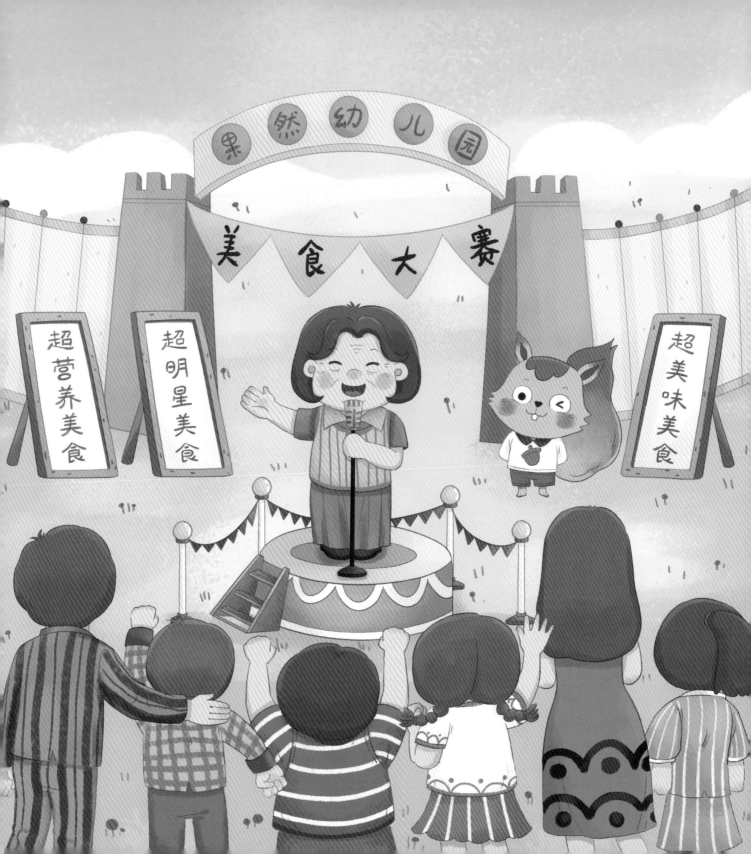

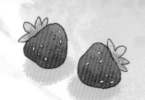

果然幼儿园一年一度的"美食大赛"要开始了。

园长奶奶正在向大家介绍比赛规则："小朋友们，这次比赛咱们会邀请老师和家长们当裁判，还有特约嘉宾松鼠小精灵，它会带来神秘宝物哦！我们将评选出'超营养美食''超明星美食'，还有'超美味美食'！"

"哇，太棒啦！"大家一起欢呼起来！

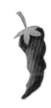

周五中午，各家的爸爸妈妈、爷爷奶奶，还有外公外婆们都亮出了自己的"绝活"，要在下午的美食大赛上大显身手！

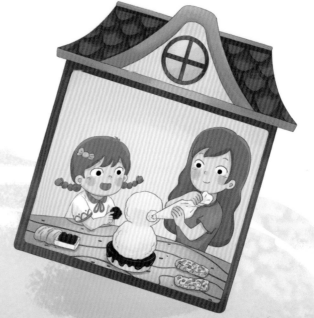

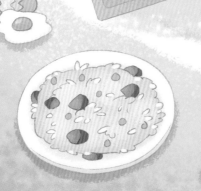

下午，果然幼儿园里搭起了长长的展示台，上面摆满了小朋友和家长们亲手制作的各种美味佳肴。肉菜蛋果，应有尽有，空气里弥漫着浓浓的饭菜香。大家围在展示台旁，不停发出啧啧的称赞声："好香啊！"

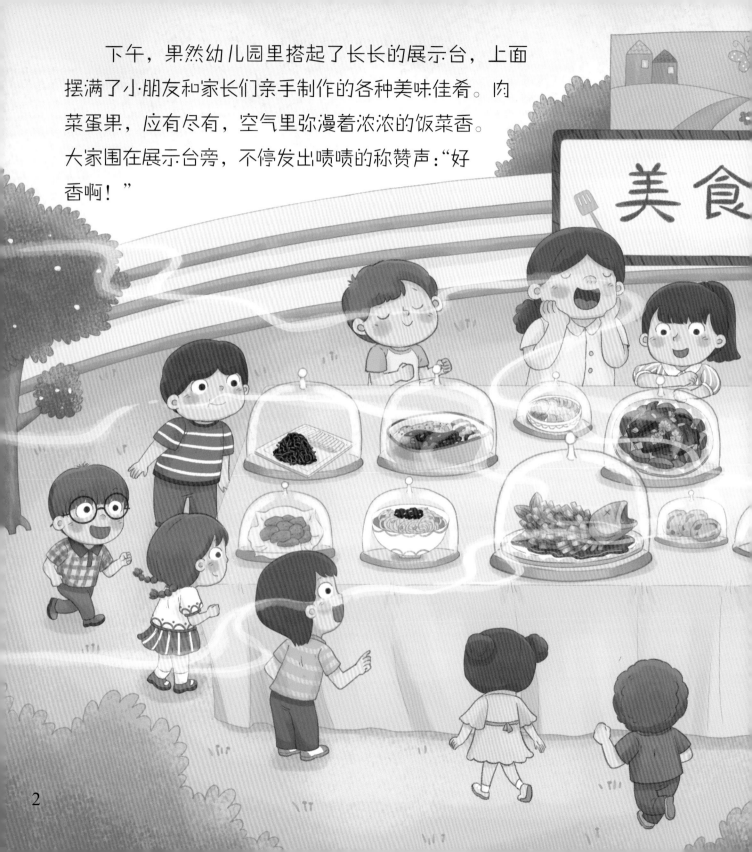

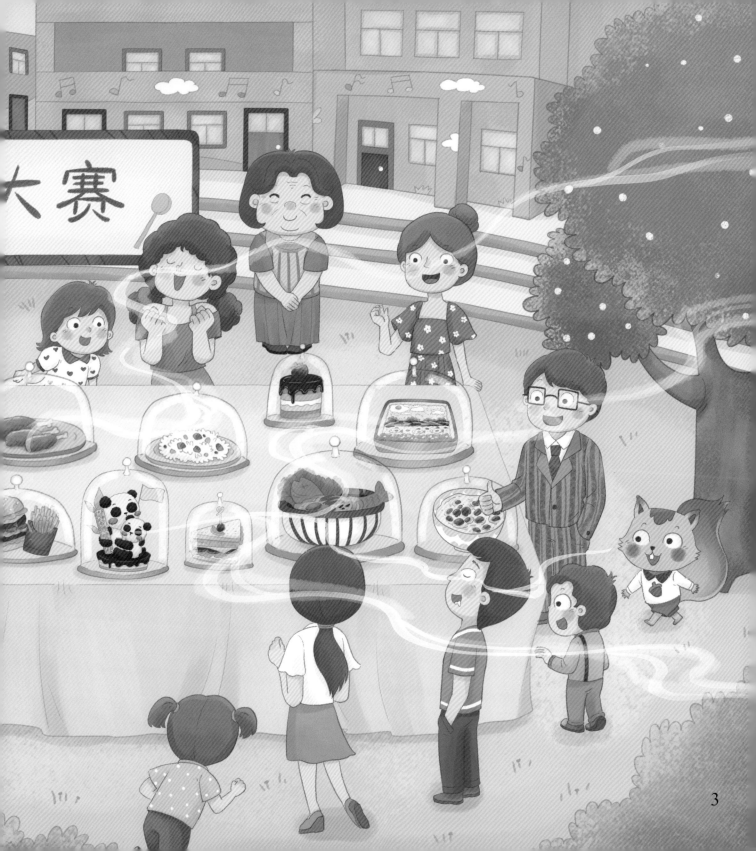

大赛

下午三点整，园长奶奶宣布"美食大赛"正式开始。

小朋友们纷纷充当起了自家作品的"推荐员"。

"我妈妈做的炸鸡腿外焦里嫩，咬一口想第二口！"

"我爸爸做的牛排汉堡，用的是最好的牛排，调味酱是他自己秘制的，不外传。"

"我妈妈最拿手的扬州炒饭，配料有十多种呢，看这一个个大虾仁，是我和妈妈花了一个小时从鲜虾剥出来的，又嫩又香。"

"尝尝我外公做的琥珀桃仁，还有水果沙拉！"

"尝尝我的……"

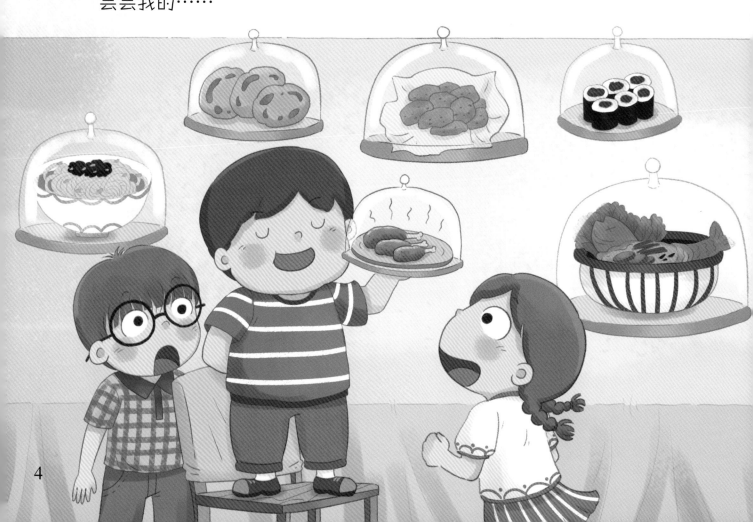

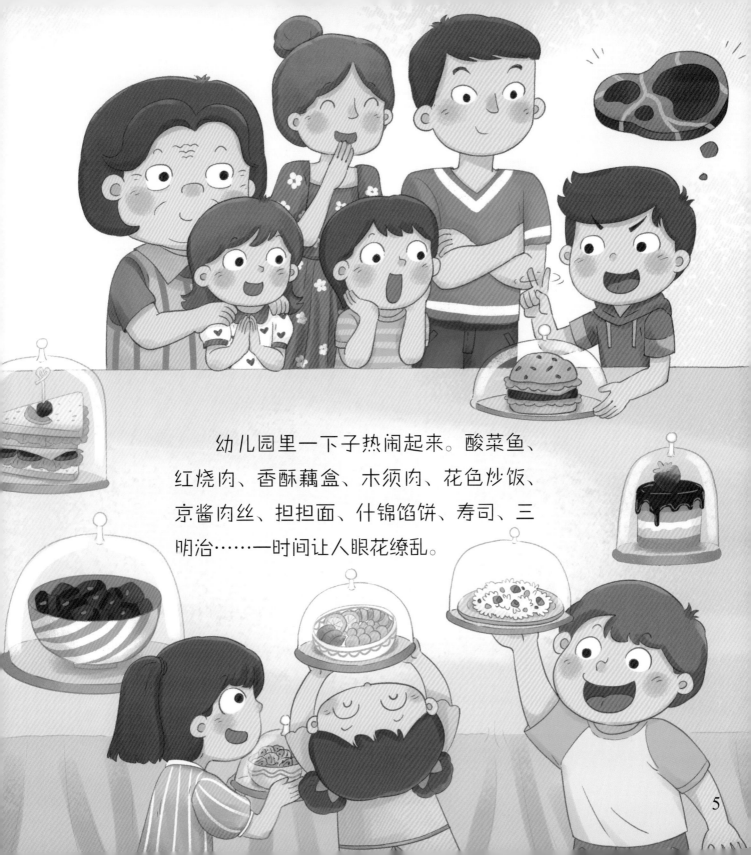

幼儿园里一下子热闹起来。酸菜鱼、红烧肉、香酥藕盒、木须肉、花色炒饭、京酱肉丝、担担面、什锦馅饼、寿司、三明治……一时间让人眼花缭乱。

园长首先来到了小美家的美食作品前。

"园长奶奶，这是我妈妈做的'可爱的熊猫'！"小美兴高采烈地说。

只见一只大熊猫搂着一只熊猫宝宝，两片酥脆的巧克力曲奇充当了熊猫的眼睛，稀奶油填满了熊猫的脸颊，抹茶花生脆拼接成了熊猫妈妈手中的竹子，夹层中还放满了缤纷的彩虹 QQ 糖呢！

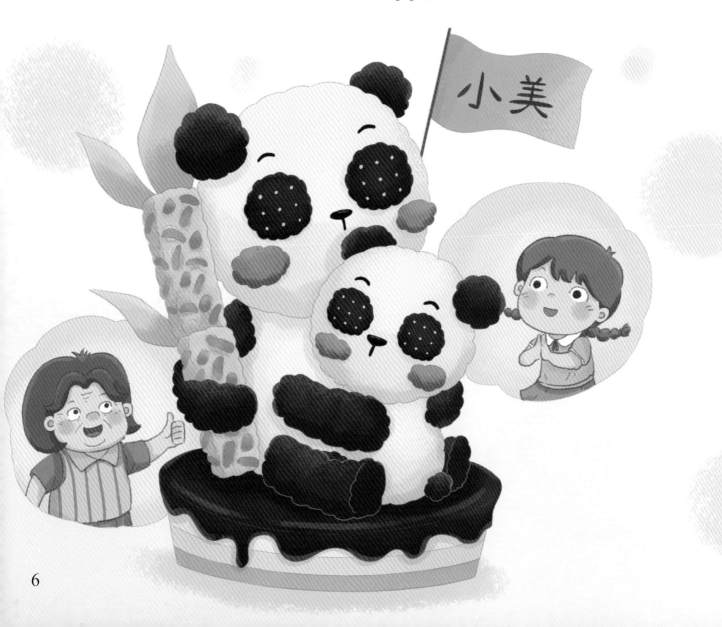

松鼠小·精灵来到了吉吉家的美食作品前。

"来看看我们家的'幸福亲子餐'吧！"吉吉热情地介绍道。

松鼠小·精灵打开便当盖，一整只酱汁浓郁的照烧鸡腿映入眼帘，旁边放着切片的虎皮鸡蛋，一把青葱散在周围，香气顿时扑鼻而来。鸡丝拌面上淋着香油和黑芝麻，馋得人直流口水。

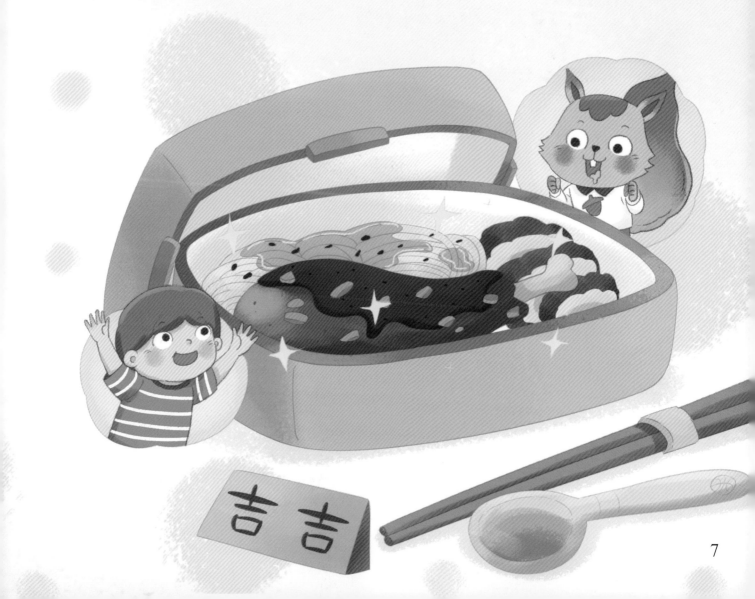

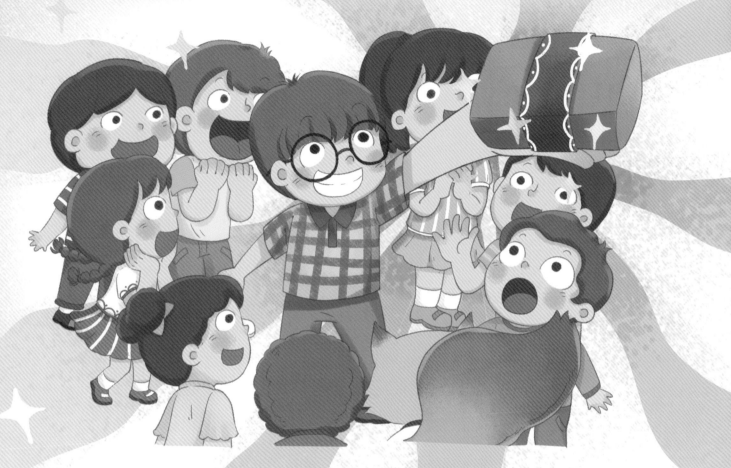

奇奇家的美食作品前聚集了很多人。

大家都被他们家的"山川大海"迷住了。

这件美食作品好看得像一幅画。整个作品用青椒肉丝从中间隔开，最上方用一小片鸡蛋做出了一个太阳，用鸡蛋白裁剪出了白云，细致地铺在碧莹莹的蔬菜炒饭上。这炒饭别具匠心，奇奇爸爸事先用菠菜汁浸了米饭，再配上蔬菜丁炒香，这就是"山"的部分。

便当下方铺着香煎鱼柳，嫩滑如玉的龙利鱼泛着金黄色的光芒，配上用火腿丁拼凑出鱼儿的形状，这是"海"的部分。底部还有花生和核桃碎，零散地撒开，作为"石头"。

奇奇爸爸还特意配上了排骨玉米汤，上面用小黄瓜片做"舟"，营造出了真实的水波荡漾之感。

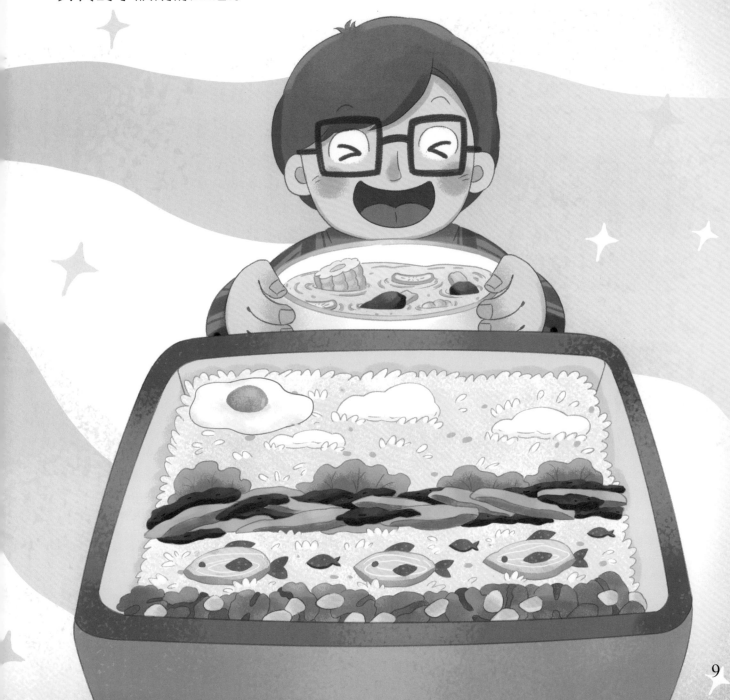

最激动人心的时刻到啦！

松鼠小·精灵和园长一起站到主席台前宣布结果。

园长奶奶拖长了声音说："本次'美食大赛'获得'超明星美食'的是——小·美家的'可爱的熊猫'！"

大家纷纷鼓起掌来。

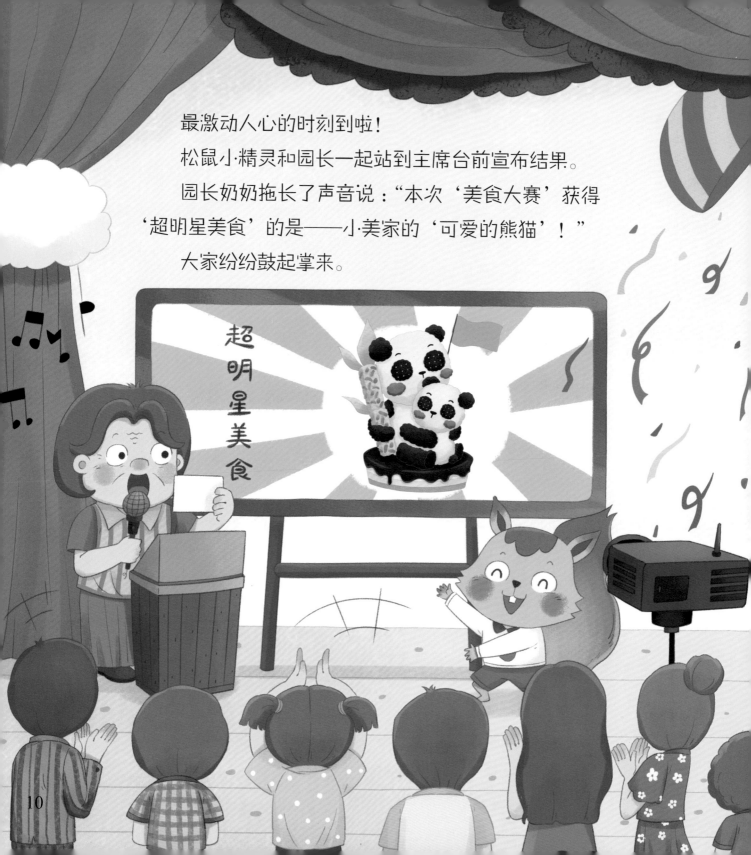

园长奶奶接着宣布："获得'超美味美食'的是——吉吉家的'幸福亲子餐'！"大家更加热烈地鼓起掌来。

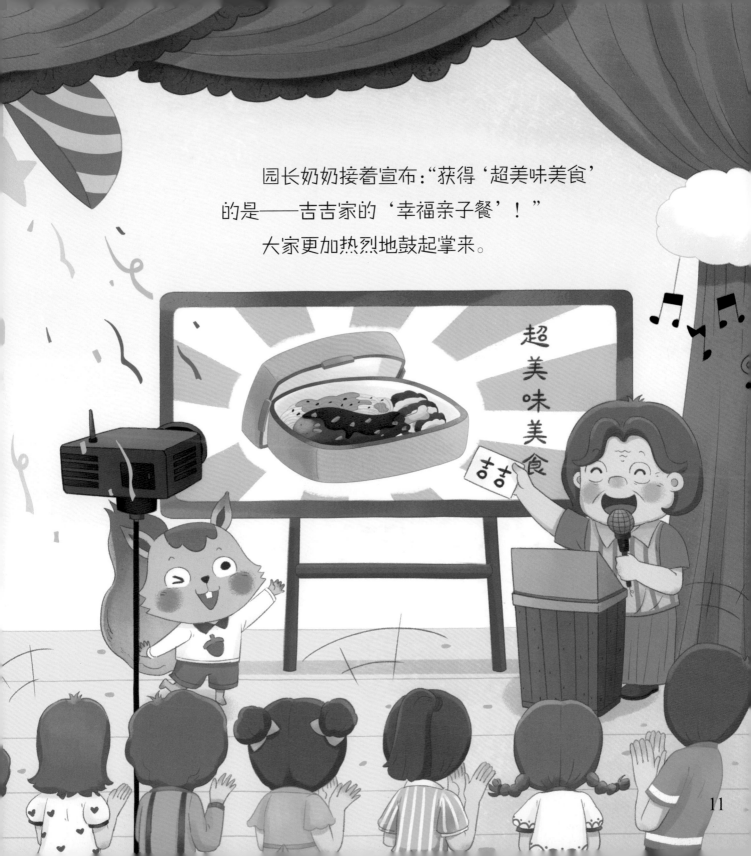

"最后，我要宣布最重要的奖项，获得本年度美食大赛最高奖'超营养美食'的是——"

大家的心提到了嗓子眼儿。

"奇奇家的'山川大海'！"

"太棒啦！""'山川大海'超营养！""山川大海！山川大海！"场下瞬间爆发出了更响亮的欢呼声。

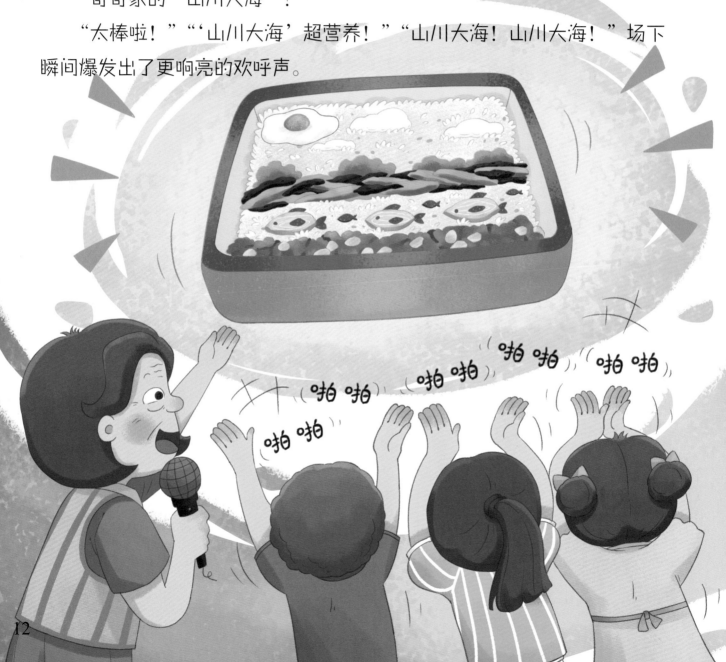

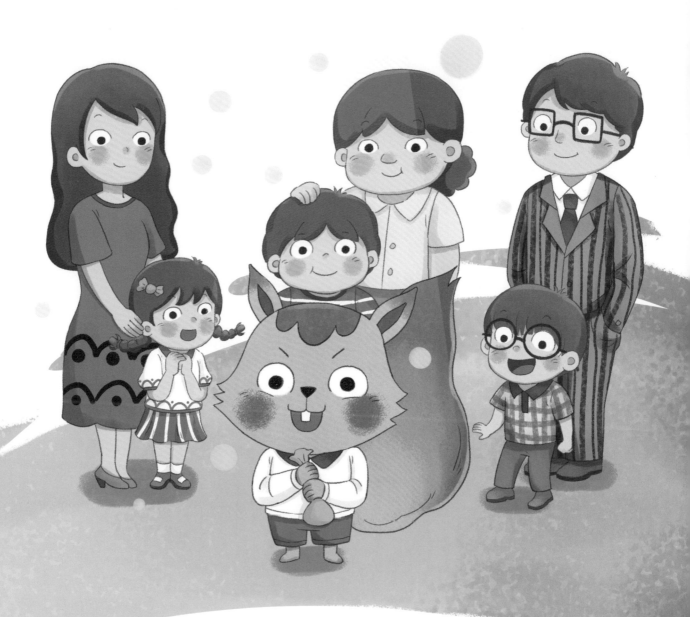

　　小美、吉吉和奇奇带着各自的爸爸妈妈站上了领奖台。

　　只听得园长奶奶笑眯眯地说："接下来，我们要请出特约嘉宾——松鼠小精灵，他要用他的神秘宝物带大家看看美食的另外一面！"

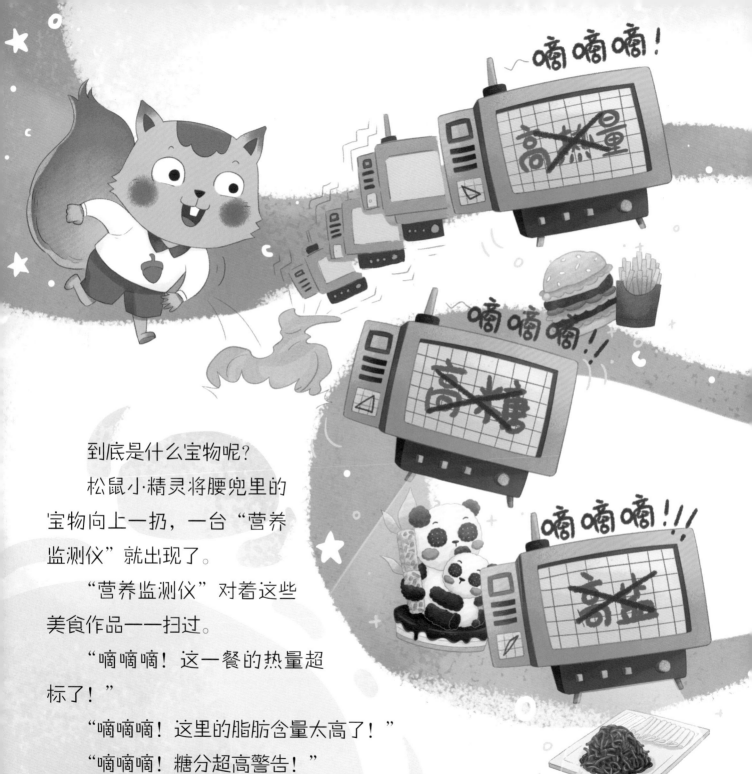

到底是什么宝物呢？

松鼠小·精灵将腰兜里的宝物向上一扔，一台"营养监测仪"就出现了。

"营养监测仪"对着这些美食作品——扫过。

"嘀嘀嘀！这一餐的热量超标了！"

"嘀嘀嘀！这里的脂肪含量太高了！"

"嘀嘀嘀！糖分超高警告！"

14　"嘀嘀嘀！高盐警告！"

连已经获奖的"可爱的熊猫"和"幸福亲子餐"也没能逃过监测仪的批判。
只有"山川大海"通过了检测。
"非常棒！您的营养搭配很均衡！"

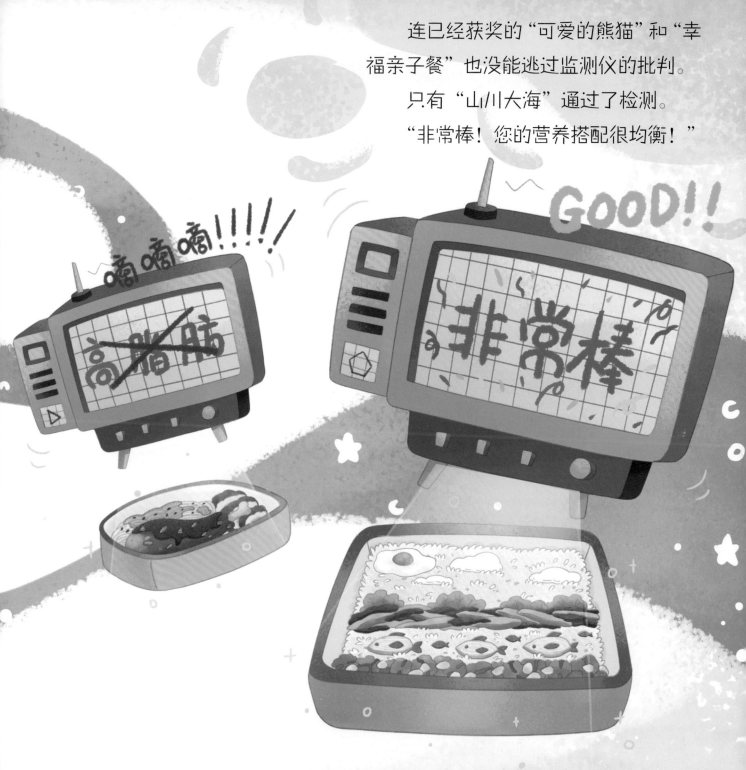

"呀！居然超标了！"

"我家的糖放太多了吗？！"

"这样烹调盐会太多啊？"

"是啊！"

大家七嘴八舌地议论开了。

松鼠小·精灵跳到话筒前："大家安静一下，听我说，我们的身体呀，就好像一台非常非常精密的机器，而机器的每个零件都需要各种营养物质来搭建，还要有源源不断的能量来保证机器连续运转。营养和能量，需要各种各样的食物为我们提供，任何一种单一的食物都不能满足我们这台精

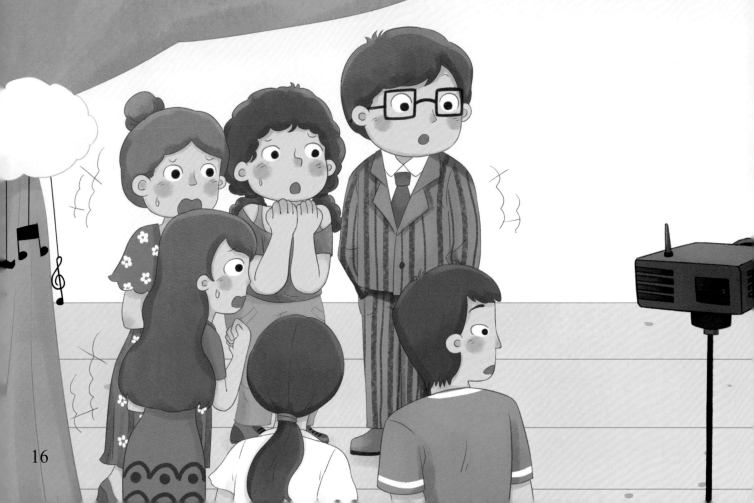

密机器的所有需求。所以小朋友们要尽量吃多种食物，如果吃的食物种类偏少，身体这台'机器'就会因为缺失营养出现故障，或者因为某些营养堆得太多了导致机器运转不灵。比如吃太多甜食，喝太多碳酸饮料就很容易变胖哦！"

　　一个胖胖的男孩不禁倒吸了一口凉气，慢慢放下了一罐可乐……

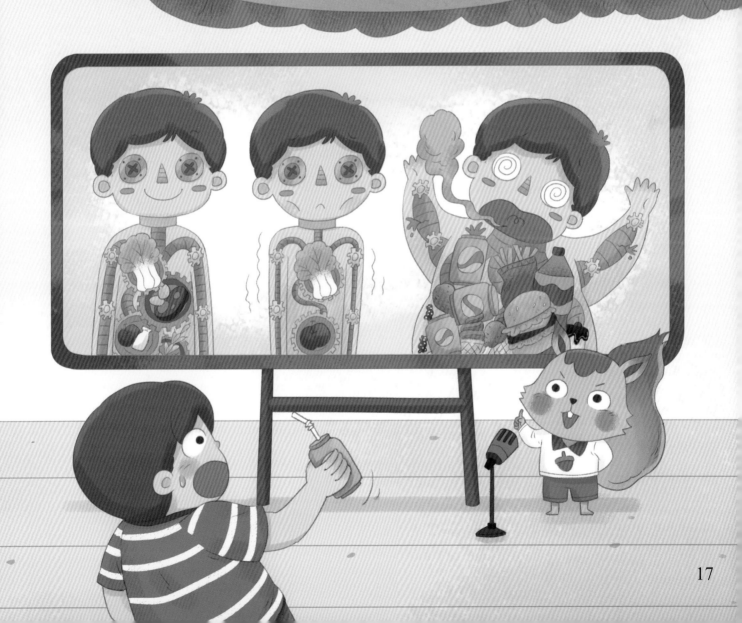

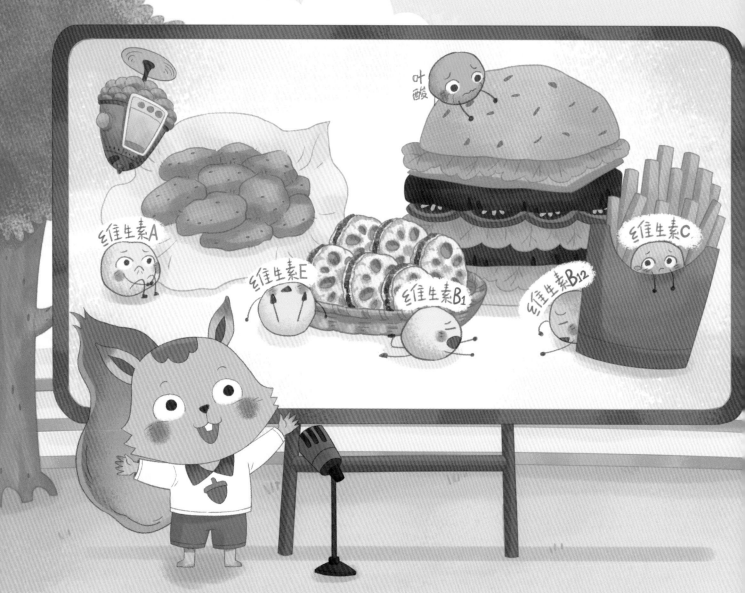

　　"还有啊，好的食材，也要有健康的烹调方法才能物尽其用。烹调方法不对头，食材再好也浪费了。"松鼠小·精灵继续说，"来，我带大家看看！"说着，大屏幕上出现松果飞船穿梭在各家美食作品里的画面，飞船分别停在薯条、汉堡、香酥藕盒和炸鸡块前，一道光射进去，大家惊奇地发现一群奇形怪状的小·家伙横七竖八地瘫倒在食材里。

松鼠小·精灵："你们看，这些无精打采的小·家伙，就是经过高温油炸处理后失去了活力的维生素，他们不能在小·朋友们的身体里积极工作，帮助小·朋友们健康成长了。"

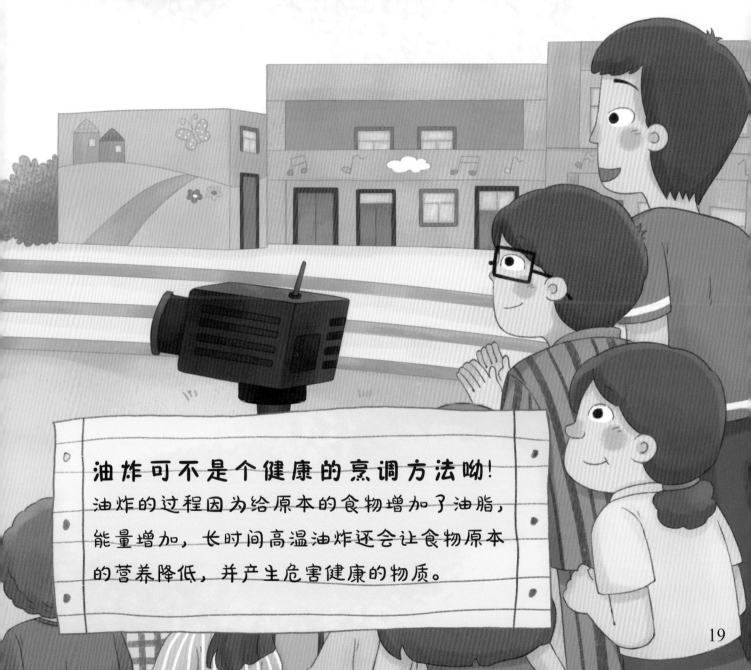

油炸可不是个健康的烹调方法呦！
油炸的过程因为给原本的食物增加了油脂，能量增加，长时间高温油炸还会让食物原本的营养降低，并产生危害健康的物质。

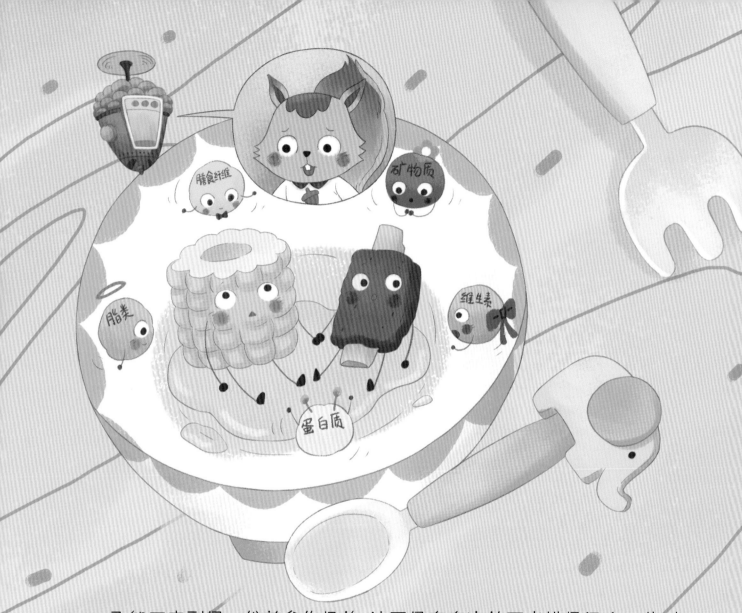

　　飞船又来到另一份美食作品前,这不是奇奇家的玉米排骨汤么!此时,汤已经被喝得精光,但玉米和排骨却都被留了下来。

　　松鼠小精灵皱了皱眉头说:"排骨中有玉米缺少的烟酸,玉米中有排骨缺少的膳食纤维,一起煮汤能够互补。但是能够进入汤里的营养素是很少的一部分,大部分营养物质还是留在食材中的。因此,喝汤的时候也尽量要把有营养的食材吃掉哦。"

接着是下一份美食，哇，这是一张"笑脸"呀！不过，为什么这里面的胡萝卜和番茄看起来好像无精打采的呢？松鼠小·精灵解释道："胡萝卜里含有丰富的胡萝卜素，番茄里也含有番茄红素，但它们都要在脂类朋友的帮助下，才能被我们的身体吸收，水煮的做法，让它们有劲使不出啊！所以，如果把它们和肉片或者鸡蛋一起炒，胡萝卜素和番茄红素宝宝们，在脂肪的帮助下，连同肉片和鸡蛋里的蛋白质就会手拉手高高兴兴进入我们的身体了！它们都是食物中的'好朋友'呀！"

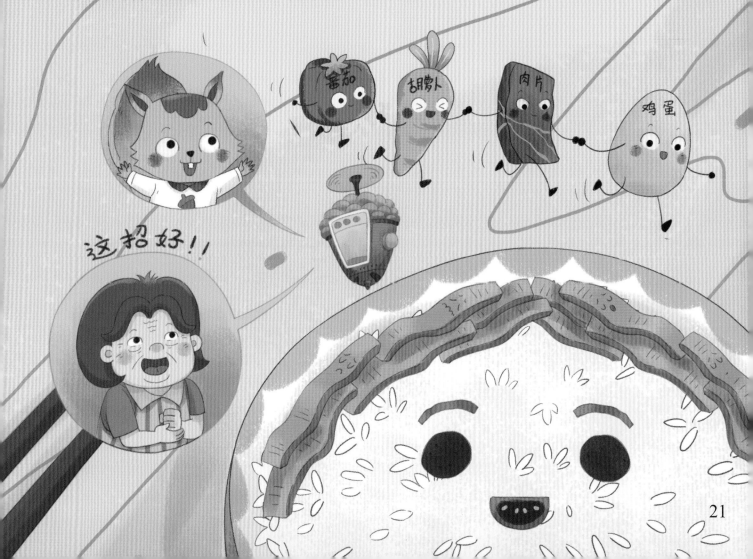

这招好！！

听了松鼠小·精灵的一番话，大家纷纷感叹："原来制作美食也有这么多的知识呀！园长奶奶，松鼠小·精灵，快给我们推荐几道又营养又美味的菜吧！"

园长奶奶慈祥地笑道："我们很多家常菜都既营养又美味呀！五彩椒炒肉丝、番茄炖排骨、木须肉、蛋炒五瓜丁、海带豆腐汤……"

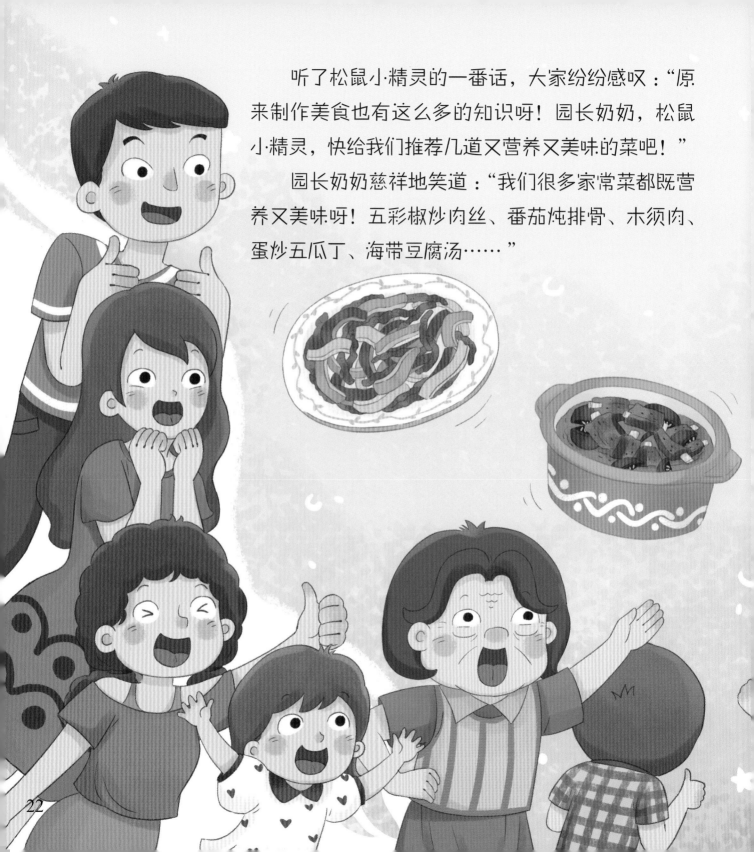

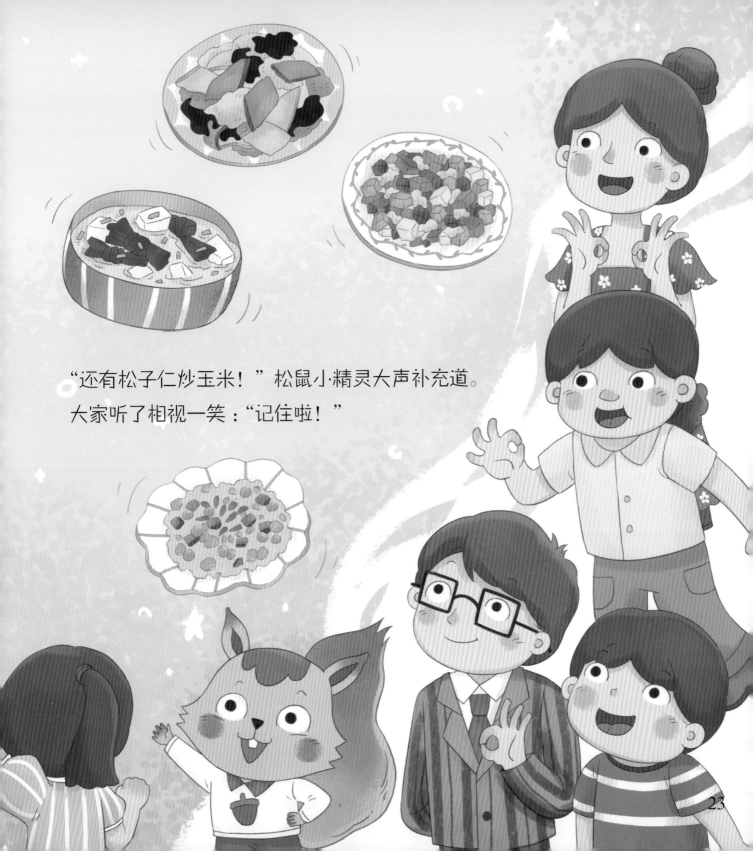

"还有松子仁炒玉米！"松鼠小精灵大声补充道。

大家听了相视一笑："记住啦！"

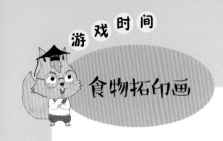

你知道吗？把不同的食物按照一定的方式切开，它的断面的形状也是不一样的。看看下面食物的断面，选择正确的断面贴纸，贴到相应的食物下方吧！看看这些断面都像什么呀？

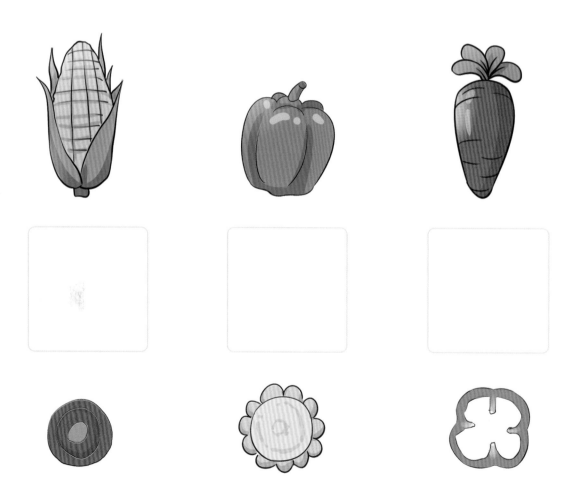

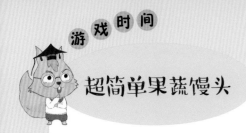
　　用不同颜色的果蔬汁和面，就能做出五颜六色的馒头来！比如用菠菜汁和面，能揉出绿色的小面团；用胡萝卜汁和面，能揉出橙色的小面团；用西瓜汁和面，能揉出红色的小面团。小朋友快动手，把小面团捏成你喜欢的形状，然后请家长帮忙蒸熟，品尝你自己创作的果蔬馒头吧！

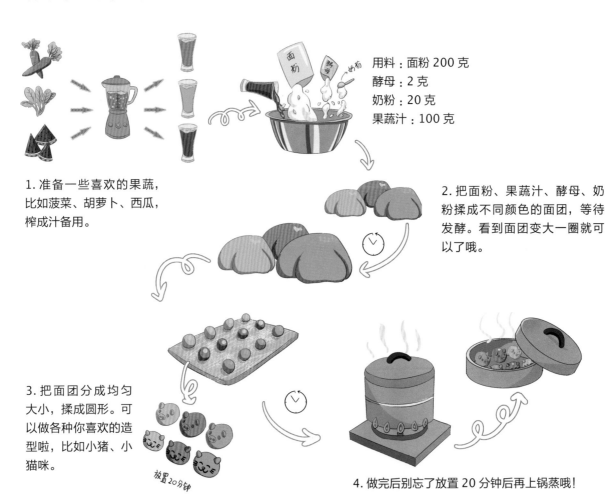

用料：面粉 200 克
酵母：2 克
奶粉：20 克
果蔬汁：100 克

1. 准备一些喜欢的果蔬，比如菠菜、胡萝卜、西瓜，榨成汁备用。

2. 把面粉、果蔬汁、酵母、奶粉揉成不同颜色的面团，等待发酵。看到面团变大一圈就可以了哦。

3. 把面团分成均匀大小，揉成圆形。可以做各种你喜欢的造型啦，比如小猪、小猫咪。

放置20分钟

4. 做完后别忘了放置 20 分钟后再上锅蒸哦！

大自然中的食物链

小朋友，你知道什么是食物链吗？食物链是生物之间由于食物关系而形成的一种联系，简单来说就是吃和被吃的关系。看看下面给出的图片，你能从里面找出两条食物链吗？用贴纸贴一贴吧！

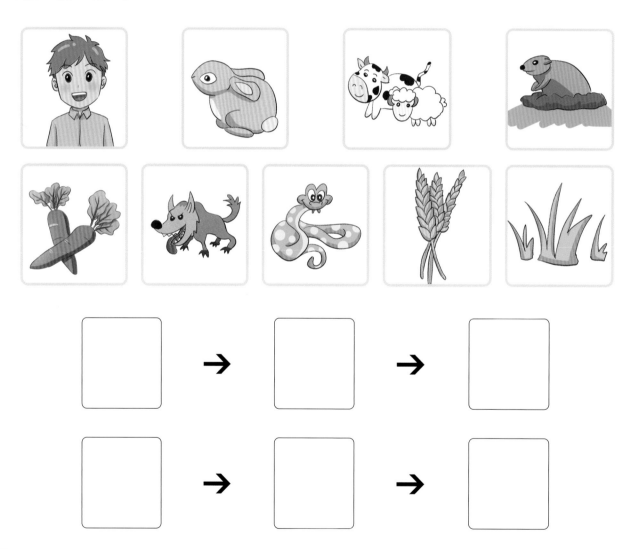

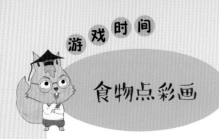

小朋友，食物不仅美味，还可以作画呢！用你们亮亮的大眼睛看一下，下面这些漂亮的画，是用什么食物做出来的呢？把用到的食物贴在每幅图的下方吧！

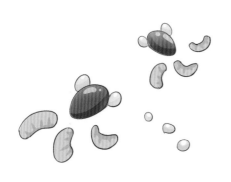

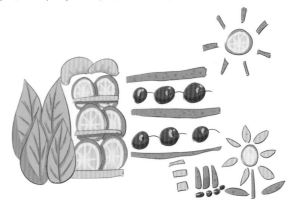

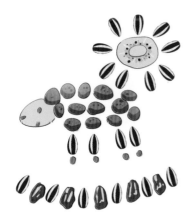

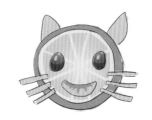

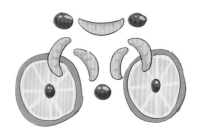

你们能用食物作画吗？快去开动小脑筋，做出属于你们自己的"食物点彩画"吧！

作者简介

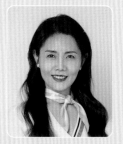

许雅君

北京大学营养与食品卫生学系教授、博士生导师
北京市健康科普专家
北京市青年教学名师

现任北京大学公共卫生学院副院长，中国
营养学会妇幼营养分会常委，北京市营养
学会副理事长，北京市预防医学会理事，
北京健康教育协会慢性病管理专业委员会
常务理事，北京市食品安全毒理学研究与
评价重点实验室副主任等职。
主要研究领域为生命早期营养与健康发展、
食物营养与儿童食育，热心儿童早期科学
饮食习惯养成工作。近年作为课题负责人
承担国家、省部级科研课题 10 余项，在
国内外发表学术论文 150 余篇，获得科技
成果奖 9 项，主编、参编教材和著作 20
余部，是国内外 9 部学术期刊编委和 20
余部学术期刊审稿人。

扫码享服务

★【看视频】北大教授给家长的饮食营养视频
★【寻妙招】定制个性化营养方案
★【听音频】营养知识潜移默化
★【点读书】有声伴读亲子互动
★【趣读书】耳熟能详趣味输出

视频目录